CONTRIBUTION

A L'ÉTUDE

DES

LOCALISATIONS CÉRÉBRALES

Par le Docteur G. ANDRÉ

Médecin en chef honoraire de l'Hôtel-Dieu de Toulouse,
délégué dans le cours complémentaire
d'anatomie pathologique à l'Ecole de Médecine,
Chevalier de la Légion d'honneur.

TOULOUSE
LIBRAIRIE CENTRALE, RUE SAINT-ROME, 44

1886

CONTRIBUTION

A L'ÉTUDE

DES LOCALISATIONS CÉRÉBRALES

CONTRIBUTION

A L'ÉTUDE

DES

LOCALISATIONS CÉRÉBRALES

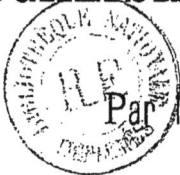

Par le Docteur G. ANDRÉ

Médecin en chef honoraire de l'Hôtel-Dieu de Toulouse,
délégué dans le cours complémentaire
d'anatomie pathologique à l'Ecole de Médecine,
Chevalier de la Légion d'honneur.

———————— ❧❦ ————————

TOULOUSE

LIBRAIRIE CENTRALE, RUE SAINT-ROME, 44

—

1886

AVANT-PROPOS

La question des lésions corticales du cerveau est une des plus importantes et des plus intéressantes qu'aient soulevées depuis longtemps la physiologie et la clinique.

Malgré les récents travaux de Charcot et Pitres, de Landouzy, de Grasset, de Proust, de Lucas-Championnières, etc., il reste encore beaucoup de désiderata et beaucoup de lacunes à combler. Le contrôle anatomo-pathologique, se poursuit avec ardeur, et tout observateur placé dans un théâtre scientifique suffisant, a le devoir de concourir à cette tâche délicate et de mettre en lumière tous les faits spéciaux qui se présentent à son étude. On ne saurait trop accumuler en pareille matière et chaque observation a son prix.

A propos d'une observation suivie d'autopsie que j'ai pu recueillir à l'Hôtel-Dieu de Toulouse, je m'empresse de publier les ré-

flexions que m'a suggérées cette étude clinique et anatomique, et j'ai la conviction qu'elle
pourra être utilisée par les maîtres éminents
qui nous tracent la voie avec tant d'autorité.

Certaines données scientifiques, générale-
ment acceptées aujourd'hui, sont purement
et simplement confirmées par les constata-
tions nécroscopiques que j'ai faites. En re-
vanche, des lois formulées par de récents
observateurs se sont trouvées en contradiction flagrante avec mes recherches. Tout cela,
me semble-t-il, devait être connu, et c'est là
l'excuse de mon humble travail. C'est une
minime page ajoutée au dossier déjà volumi-
neux de la question des centres corticaux.
Une seule partie de ce travail m'est personnelle ; elle concerne certains phénomènes
nouveaux, qu'il y aura peut-être lieu d'ajou-
ter à la description de l'insuffisance aortique,
question pourtant si fouillée et déjà si riche.
Je serais heureux que ces très modestes
recherches fussent lues et contrôlées par
les maîtres à qui j'ai l'honneur de les adres-
ser.

PREMIÈRE OBSERVATION

Monoplégie brachiale droite guérie. — Monoplégie du membre inférieur gauche. — Lésions corticales dans les deux lobes frontaux.

Roques (Julien), 60 ans, cordonnier, né à Giroussens (Tarn), domicilié à Toulouse. Entré à l'Hôtel-Dieu, le 27 janvier 1886, décédé le 12 février suivant. Couché au n° 8 de la salle Notre-Dame.

L'histoire clinique de ce malade ne comporte pas de longs développements, l'affaiblissement de ses facultés intellectuelles n'ayant pas permis un interrogatoire prolongé et nous ayant privé de renseignements précieux.

M. Baillé, interne du service, à qui il était allé demander conseil, quelques jours avant, en qualité de voisin, crut pouvoir m'affirmer qu'il existait des antécédents alcooliques. Nous ne pûmes avoir aucun renseignement sur l'existence d'une ancienne syphilis, dont on ne constatait pas d'ailleurs de traces sur le corps du malade.

D'après les renseignements fournis par M. Baillé, le sieur Roques était un travailleur infatigable, mais aussi un buveur émérite. Il est évident que des causes multiples, âge, alcoolisme chroni-

que, vie sédentaire dans un air confiné, sur-
mènement, interviennent pour expliquer l'état
de déchéance organique et de misère physiolo-
gique dans lequel se trouvait plongé notre malade. L'athéromasie généralisée existant chez lui
se traduisait par un tracé sphygmographique
très caractérisé, par une consistance marquée et
les ondulations de l'artère radiale. Les cornées
étaient entourées d'un arc graisseux très accentué ;
les conjonctives étaient, en outre, fortement con-
gestionnées. Le cœur, plusieurs fois ausculté, ne
nous décela aucune particularité digne d'intérêt ;
les bruits aortiques n'étaient pas râpeux, et l'aorte
elle-même ne paraissait pas dilatée. Toutes les
fonctions, notamment les fonctions digestives,
étaient languissantes, et le faciès, *notablement congestionné*, présentait un état d'hébétude très ma-
nifeste. Les réponses qu'on obtenait du malade,
sans être absolument incohérentes, étaient faites
avec une grande lenteur, d'une voix affaiblie et
étaient dépourvues de toute intelligence. Grâce à
l'intervention de M. Baillé, qui avait l'habitude de
lui parler, j'obtins avec beaucoup de difficulté des
renseignements importants. D'abord les phénomènes cérébraux qui avaient éclaté chez Roques
étaient de date relativement récente ; ils existaient
depuis quelques mois à peine. Ils avaient été pré-
cédés de vertiges et de fourmillement dans les ex-
trémités des doigts et des orteils. Il n'y avait jamais
eu de contractures ni de convulsions cloniques.
Le malade se plaignait seulement d'une douleur
très vive dans la jambe gauche, douleur qui avait
duré peu de temps et qui avait été suivie d'une paralysie absolue. J'appris ainsi que le malade avait
été affecté, deux mois environ avant son entrée à
l'hôpital, d'une monoplégie brachiale droite, qui

n'avait duré que deux ou trois semaines. Puis le malade s'était affaibli de plus en plus, et finalement il avait été pris d'une paralysie du membre inférieur gauche, et c'est cet accident qui le conduisait à l'hôpital.

Le bras droit était resté un peu affaibli, mais le malade pouvait le soulever à la hauteur de la tête, lentement il est vrai, et il pouvait me serrer la main, mais avec beaucoup moins d'énergie que du côté gauche. Le membre inférieur gauche était absolument inerte. La sensibilité y était profondément troublée; elle était très obtuse, perçue avec une certaine lenteur, et le malade, invité à indiquer avec son doigt le point piqué, commettait des erreurs de lieu grossières. Je n'ai rien à noter de particulier au point de vue des réflexes qui n'étaient ni abolis ni exagérés. Me plaçant tout d'abord dans l'hypothèse d'une hémiparaplégie par suite d'une lésion hémilatérale de la moëlle épinière, je recherchai avec soin le syndrôme clinique, si bien étudié par M. Brown-Sequard, savoir l'anesthésie du membre sain et l'hyperesthésie du membre paralysé. Ces caractères étaient absolument absents, et partant éloignaient toute idée de lésion médullaire, au moins primitive. Occupant à cette époque, pour quelques jours, le service de la clinique en l'absence de notre très savant maître, M. le professeur Noguès, j'eus à me prononcer sur la nature de cette paralysie, et je n'hésitai pas à diagnostiquer un état de ramollissement, siégeant au niveau de la partie supérieure de la frontale ascendante de l'hémisphère gauche et au niveau du lobe paracentral pour l'hémisphère droit.

Le malade végéta pendant quelques jours, bredouillant de plus en plus, et succomba, le 12 février, très rapidement avec des phénomènes apoplectiformes. J'ajouterai que l'analyse des urines n'avait décelé ni albumine ni sucre. Le sphygmogramme que j'ai conservé présente un plateau très marqué.

L'autopsie, pratiquée 24 heures après la mort, avec le concours de M. Batut, élève du service de santé militaire et interne de l'Hôtel-Dieu, nous a révélé des particularités extrêmement intéressantes. Après l'ouverture de la boîte crânienne, nous avons été immédiatement frappés par l'énorme congestion dont le cerveau était le siége. Les veines de la dure-mère, de l'arachnoïde et de la pie-mère étaient fortement distendues et comme injectées. Sauf en certains points déterminés, les circonvolutions étaient aplaties et présentaient un certain degré de résistance. A la coupe, le cerveau présentait un piqueté abondant, témoignage irrécusable d'un état congestif accentué. Dans le lobe frontal gauche, après avoir enlevé les méninges très adhérentes et très vascularisées dans les points malades, nous avons constaté de la manière la plus nette *un ramollissement rouge du tiers moyen, avec empiétement sur le tiers supérieur, de la circonvolution frontale ascendante et de la pariétale ascendante.* Les parties ainsi altérées contrastaient par leur couleur rouge *hortensia* avec la pâleur des parties voisines. Un filet d'eau dirigé sur ce point désagrégeait ce tissu pulpeux et l'entraînait sous forme d'un liquide laiteux. La profondeur des lésions était peu considérable, quelques millimètres à peine.

Lésions de l'hémisphère droit. — Ramollissement du lobule parencentral au point de jonction des deux circonvolutions ascendantes, *mais non point dans la partie située à la face interne de l'hémisphère.* A ce niveau, les méninges étaient très adhérentes et l'ulcération était toute superficielle. En écartant le sillon de Rolando, on voit une lésion de même ordre avec rougeur vive et adhérence méningée dans la partie supérieure et profonde de la circonvolution frontale ascendante. Une lésion de même nature, mais plus profonde, avec une coloration jaunâtre par places, est constatée *au niveau du tiers postérieur de la première circonvolution frontale*, avec intégrité d'une très petite portion de cette circonvolution au point d'abouchement avec la frontale ascendante.

Une parcelle de cette substance pulpeuse prise au niveau du lobule paracentral, et examinée au microscope, après coloration par le picro-carminate d'ammoniaque, montre une grande quantité de corps granuleux, un certain nombre de leucocytes et de nombreux débris de tubes nerveux.

Intégrité absolue des corps opto-striés, des parois du ventricule latéral, du ventricule de la cloison et du troisième ventricule. Aucune lésion au niveau de la capsule interne, ni dans le lobule de l'insula.

Les artères de la base du cerveau sont visiblement athéromateuses. Nombreuses plaques d'athérôme à la face interne de l'aorte ascendante. Cœur normal. Intégrité des reins et du foie où n'existe aucun infarctus. La moëlle épinière examinée à l'œil nu paraît saine.

Quelles conclusions faut-il tirer de cette intéressante observation ?

D'abord, quelle est la nature de la lésion observée à la superficie des circonvolutions intéressées dans les deux lobes frontaux ?

La première impression, à la vue de ces désordres, est qu'il s'agit d'une lésion purement inflammatoire et en particulier d'une péri-encéphalite chronique. L'adhérence des méninges, la couleur rouge vif des parties malades, la congestion intense, le peu de profondeur des lésions, leur agencement qui ne ressemble guère à la constitution des infarctus, tout cela fait immédiatement songer à la paralysie progressive.

D'un autre côté, le tableau clinique de la maladie, l'arc sénile de la cornée, l'état athéromateux des artères appartiennent au ramollissement par thrombose. Le doute où l'on se trouve pour la détermination de la lésion démontre que le dernier mot n'est pas dit sur cette grave question, et on a quelque tendance à revenir aux anciennes idées de Rochaux et Rostan. L'examen de ces lésions et l'énorme hyperhémie du cerveau me font supposer que, dans beaucoup de cas de ramollissement, le processeur inflammatoire joue à un moment donné le rôle prépondérant, et il y a là, pour l'explication de certains troubles de l'intelligence et de la motilité ainsi que pour la thérapeutique, des considérations de premier ordre.

Mais le point important, c'est de savoir si cette observation apporte un appui sérieux à la doctrine des localisations corticales, si elle n'est pas en contradiction avec les faits connus et si elle ne fournit pas quelque enseignement nouveau. C'est ce que je vais essayer d'examiner. Le dernier mot de la science sur ce point, je l'emprunte à l'excellent ouvrage de M. le professeur Grasset (dernière édition).

Les mouvements des membres, dit M. Grasset, semblent plus particulièrement en rapport avec la partie supérieure de la zone motrice (deux tiers supérieurs des circonvolutions ascendantes et le lobule paracentral). La destruction de cette région produit une hémiplégie du côté opposé sans participation de la face.

Les centres pour les mouvements de la partie inférieure de la face semblent être situés dans le tiers inférieur des circonvolutions ascendantes et plus spécialement la frontale ascendante au voisinage de la scissure de Sylvius. Une lésion de cette région entraîne la paralysie de la face sans hémiplégie des membres, souvent accompagnée d'aphasie quand la lésion est à gauche (faits de Hervey, de Wernher, etc.).

Un certain nombre de cas permettent de penser que le centre plus particulier du bras est dans le tiers moyen de la circonvolution frontale ascendante (faits de Pierret, Hughlings-Jackson, Mahot, etc.). Cette proposition de Charcot et Pitres s'appuie aujourd'hui sur un assez grand nombre d'observations. Cependant certains faits nouveaux (spécialement ceux de Leloir et Barbe) semblent établir que le centre cortical du membre supérieur peut être plus étendu et que, comme le reconnaissent actuellement Charcot et Pitres, les lésions susceptibles de donner lieu aux monoplégies brachiales peuvent siéger aussi un peu au-dessus du tiers moyen de la circonvolution frontale ascendante.

Il n'y a pas de faits bien probants pour établir le siège du centre du membre inférieur, que certains auteurs placent tout à fait au haut de la zone motrice.

De nouvelles observations permettent aujourd'hui d'affirmer plus nettement cette dernière localisation. Charcot et Pitres placent le centre cortical du membre inférieur dans le lobule paracentral, et Hallopeau et Giraudeau concluent que ce territoire cortical a pour centre le tiers supérieur de la pariétale ascendante ainsi que le lobule paracentral, et qu'il empiète en avant sur la partie supérieure de la frontale ascendante, en arrière sur le lobule pariétal supérieur.

Les phénomènes que nous avons observés sont donc tout à fait conformes aux données de MM. Charcot et Pitres. La lésion siégeant dans le tiers moyen et dans une partie du tiers supérieur de la circonvolution frontale ascendante gauche, avait donné lieu à une paralysie temporaire du bras droit. Notre observation est donc à joindre à celles recueillies et interprétées par ces deux éminents observateurs. Il en est de même pour la lésion du lobule paracentral droit ayant entraîné une paralysie du membre inférieur gauche.

Reste la lésion d'une certaine portion de la première frontale occupant une partie seulement du tiers supérieur de cette circonvolution. Ici cette lésion était plus profonde que dans les autres points. Nous n'avons pu noter aucun trouble pathologique se rattachant à cette altération anatomique.

A propos de la lésion simultanée de la frontale et de la pariétale ascendante, je ferai remarquer qu'il n'y avait pas eu d'hémiplégie à droite, mais une monoplégie brachiale temporaire. Mais on pourra objecter que les renseignements donnés par le malade ont été insuffisants.

C'est dans la première circonvolution frontale qu'on place d'ordinaire le centre de rotation de la tête et du cou. Landouzy a proposé récemment une nouvelle explication du phénomène connu sous le nom de déviation conjuguée des yeux et de la tête, explication basée sur les connaissances acquises sur les centres corticaux.

Le point de départ serait dans l'écorce grise, au centre de rotation de la tête et du cou. Ce serait tantôt un phénomène d'irritation, tantôt un phénomène de paralysie. Un sujet a, par exemple, une lésion cérébrale à gauche : au début il présente de l'épilepsie hémiplégique droite ; c'est évidemment une phase d'excitation ; à ce moment la tête est tournée à gauche, comme le veut la loi de Prevost. Un peu plus tard, les membres qui étaient d'abord convulsés deviennent paralysés ; le malade ramène sa tête et la tourne d'une manière permanente à droite ; ce sont des phénomènes de paralysie.

Chez mon malade, la lésion de la première frontale siégeant à droite, la rotation de la tête aurait dû se faire de ce même côté droit. Cela n'existait pas et ce fait me paraît infirmer la théorie de Landouzy.

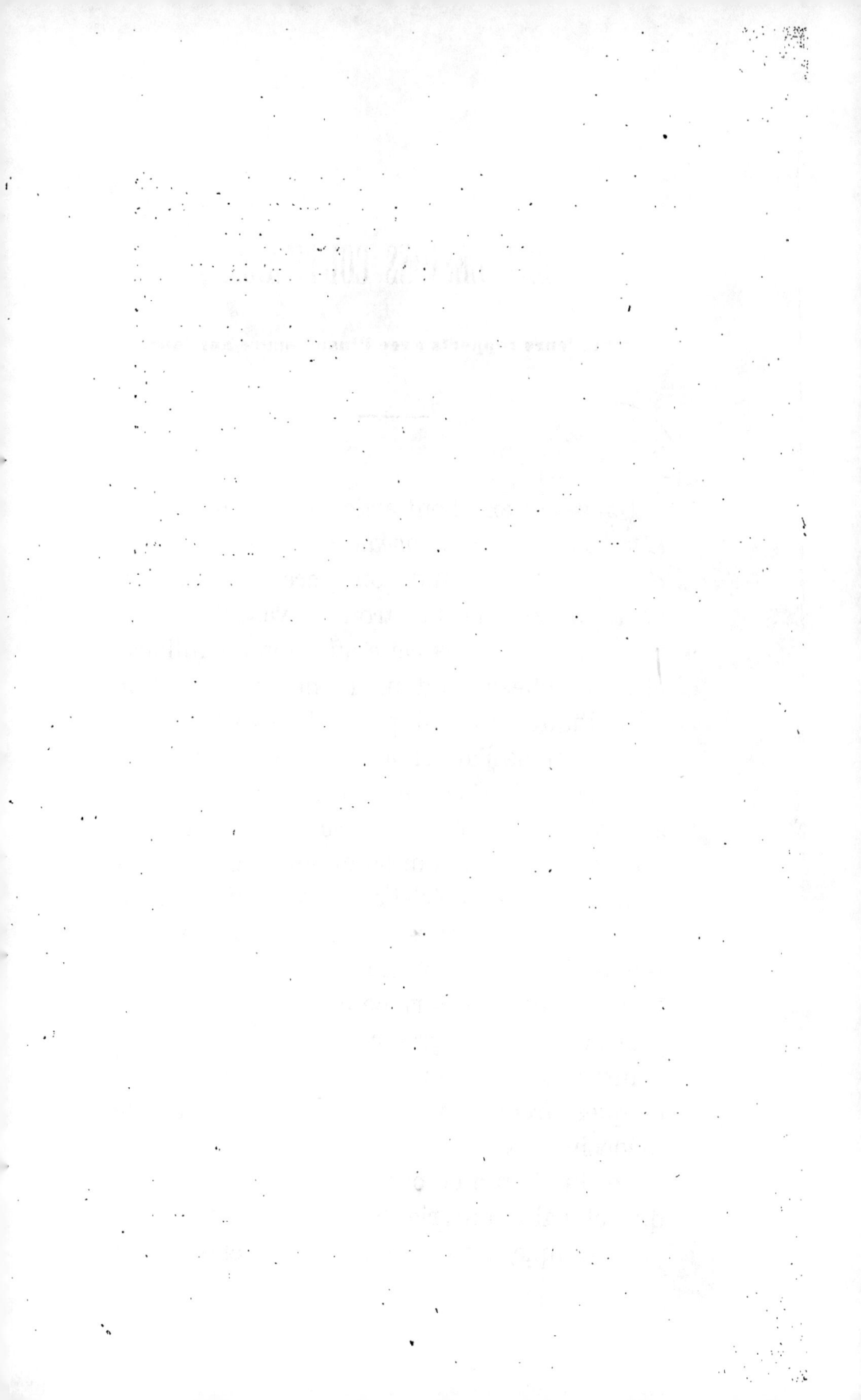

DES LÉSIONS CORTICALES

Dans leurs rapports avec l'insuffisance aortique.

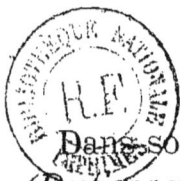

Dans son excellent article du *tabes dorsalis*
(*Dictionnaire encyclopédique des sciences mé-
dicales*), M. Ramond considère l'insuffisance
aortique comme un trouble vasculaire qui
n'est pas rare dans cette affection médullaire,
et il cherche à en donner une interprétation
scientifique. Je n'ai pas à le suivre sur ce
terrain, mais j'ai remarqué, à mon tour, que
la maladie de Corrigan s'accompagnait assez
souvent de complications variées et peu con-
nues qui en altéraient singulièrement la phy-
sionomie, si caractéristique d'ordinaire. Ainsi,
j'ai observé plusieurs fois des néphrites parenchymateuses coïncidant avec de réelles
insuffisances de l'orifice aortique, et je suis
persuadé que le gros rein blanc a, lui aussi,
comme le rein contracté, des troubles car-
diaques fréquents, qui peuvent rendre le
médecin fort perplexe au point de vue de la
subordination à établir entre l'affection aortique et l'albuminurie. Comment interpréter,
par exemple, un cas comme celui-ci où, avec

un bruit de souffle aspiratif au second temps,
de l'hypertrophie cardiaque, le pouls de Corrigan, la danse des artères, la pâleur du tégu-
ment, il existe aussi de l'amblyopie avec les
lésions rétiniennes du mal de Bright, une
quantité considérable d'albumine, des cylin-
dres hyalins et granuleux et un œdème géné-
ralisé jusqu'à la face? Il y a bien là une super-
position de deux maladies bien tranchées et
pour lesquelles la hiérarchie paraît bien difficile à établir. Peut-être s'agit-il là de néphrites mixtes, à la fois parenchymateuses et
interstitielles, et si l'on considère cette affection rénale, de même que l'insuffisance aortique, comme des syndrômes appartenant à
une diathèse commune, la diathèse fibreuse,
l'artério-sclérose, peut-être sera-t-on moins
étonné de voir coïncider deux affections qui,
la plupart du temps, marchent isolées. Mais
je ne veux pas insister aujourd'hui sur un
pareil sujet qui n'entre pas dans le cadre que
je me suis tracé. Je veux parler des rapports
qui existent entre l'insuffisance aortique et
certains symptômes cérébraux qui sont très
certainement dus à des lésions corticales. Dans
les deux cas que je veux décrire sommaire-
ment, il n'y a pas la démonstration rigoureuse
par l'autopsie ; mais, réduits à leur simple
histoire clinique, ces faits n'en sont pas moins,
à mon avis, très intéressants et très signifi-
catifs.

PREMIÈRE OBSERVATION

Insuffisance aortique. — Blépharoptose double.

Le nommé D., ancien restaurateur, redevenu simple cuisinier, âgé de 56 ans, entre à l'Hôtel-Dieu, le 6 juillet 1884. Il s'est fait traiter sans succès déjà par un oculiste remarquable de la ville, et il vient nous réclamer un soulagement que nous ne pourrons guère lui donner non plus. Il s'agit d'une blépharoptose double, sans strabisme, sans troubles visuels sérieux, sans aucun des signes enfin qui appartiennent à la paralysie du nerf moteur oculaire commun.

Le malade était franchement alcoolique. Le pouls radial était vibrant et dur. L'auscultation du cœur me décèle l'existence d'une souffle diastolique très net, râpeux, à la base du cœur, au foyer des bruits aortiques. L'intelligence, quoique affaissée, était normale, et toutes les fonctions, en général, s'exécutaient passablement. Malgré les dénégations du malade, certains symptômes ambigus accusés par lui m'ayant fait songer à la syphilis, j'instituai immédiatement un traitement spécifique (sirop de Gilbert), mais aucune amélioration ne se manifestant, je le cessai au bout de quelques semaines. Insuffisance aortique, blépharoptose double, telle était l'énigme à déchiffrer.

Evidemment, dans ce cas, l'explication la plus rationnelle était l'existence d'une lésion corticale. Une observation personnelle de Grasset tend à prouver que le centre de l'élévateur de la paupière supérieure serait en haut de la scissure parallèle, dans le pli courbe. Landouzy a réuni quelques cas analogues de blépharoptose cérébrale, et en a conclu que probablement l'origine ou centre moteur du releveur de la paupière doit être cherché dans la région postérieure du lobe pariétal; que cette origine ne confine pas immédiatement aux centres moteurs des membres, puisque le ptosis semble avoir une existence aussi souvent isolée qu'associée aux troubles hémiplégiques.

Le malade quitta l'hôpital, et depuis cette époque je n'en ai plus eu de nouvelles.

Il n'y a donc pas eu de contrôle anatomo-pathologique; mais, comme j'ai eu soin de le dire, ce que je tenais à relever, c'était la coexistence de l'affection aortique et de la double blépharoptose, deux lésions imputables sans nul doute à l'athérôme.

DEUXIÈME OBSERVATION

Insuffisance aortique. — Epilepsie jacksonnienne. — Déviation conjuguée des yeux et de la tête. — Mort.

Sautrot (Jean), âgé de 65 ans, ancien sous-officier de zouaves, concierge à la gare des [marchandises de Toulouse depuis vingt-cinq ans.

Le malade est un ancien buveur d'absinthe et un grand fumeur.

Il n'a eu, dit-il, aucune maladie avant ses palpitations qui datent de cinq ou six ans. Il est surtout très catégorique au point de vue de la syphilis qu'il n'a jamais eue. Il a reçu quelques blessures, notamment une au bras droit. Il n'a jamais présenté d'œdème.

Je fus appelé à lui donner des soins dans les premiers jours d'octobre 1885. Il me raconta que la première crise épileptiforme s'était manifestée au commencement de l'hiver de 1885. Au début, ces crises étaient espacées. Il en eut quatre ou cinq à peine de janvier à octobre. Il était essoufflé depuis de longues années et se plaignait de palpitations intenses. L'auscultation me décela une hypertrophie notable avec un souffle diastolique à la base du cœur. Je n'insisterai pas sur la symptomatologie qui était absolument celle de la maladie de Corrigan. Vers le mois d'octobre 1885, les attaques devinrent si fréquentes qu'elles se renouvelaient, au dire de sa femme, toutes les cinq minutes.

Je pus un jour assister à ce spectacle, et voici les

phénomènes que je pus constater : subitement le
malade était pris de convulsions cloniques com-
mençant par le bras gauche et s'étendant ensuite à
la jambe du même côté ; il se produisait en même
temps un mouvement énergique de rotation du
côté droit, avec déviation conjuguée des yeux. Ce
mouvement était si brusque que sa femme se croyait
obligée de lui maintenir la tête fortement avec ses
mains. Le malade devenait aphasique, il bredouil-
lait quelques mots inintelligibles et était pris d'une
sputation abondante. Les choses duraient ainsi une
minute ou deux, puis une détente complète se produisait, la parole revenait et le patient affirmait
que, pendant la crise, il assistait à son attaque et
avec son intelligence entière. Il rendait ensuite,
par sputation, une quantité considérable de salive
très fluide. En vue d'accidents urémiques possibles,
j'analysai les urines qui ne contenaient pas la
moindre trace d'albumine. Ce lamentable état dura
dix-sept jours et le malade succomba le 5 novem-
bre 1885. Il va sans dire que l'autopsie ne put être
faite.

La lésion, probablement, corticale qui existait
chez ce malade et qui était d'ordre convulsif existait
à droite, puisque l'attaque épileptiforme se produisait à gauche. Pendant la crise, la déviation conjuguée se faisait à droite, en conséquence du côté de la
lésion. Dans sa thèse, Landouzy pose, en effet, en
principe que la déviation s'opère du côté paralysé
quand il y a paralysie, et du côté de la lésion quand
il y a convulsion. Les faits observés par Grasset se
sont trouvés, paraît-il, en contradiction absolue
avec cette loi de Landouzy, et voici la loi posée par
l'éminent professeur de Montpellier : *Dans les lésions d'un hémisphère, quand il y a déviation conjuguée, le malade regarde ses membres convulsés*

s'il y a excitation et regarde sa lésion s'il y a pa-
ralysie.

J'ai interrogé tout récemment Mme veuve Sautrot sur le phénomène de la rotation de la tête et
elle m'a résolûment confirmé ce que j'avais dûment
constaté, à savoir que, pendant l'attaque, la tête se
tournait du côté droit, c'est-à-dire du côté opposé
aux membres convulsés. Ce fait donnerait donc
raison à la loi de Landouzy et infirmerait celle de
Grasset.

Voilà donc des lésions corticales produites
probablement par embolie dans le cours d'une
insuffisance aortique. Il y a, je crois, des recherches à poursuivre de ce côté, et je suis persuadé que cette maladie se trouvera sous peu
enrichie de phénomènes nouveaux, au milieu
de tant de symptômes déjà si caractéristiques.

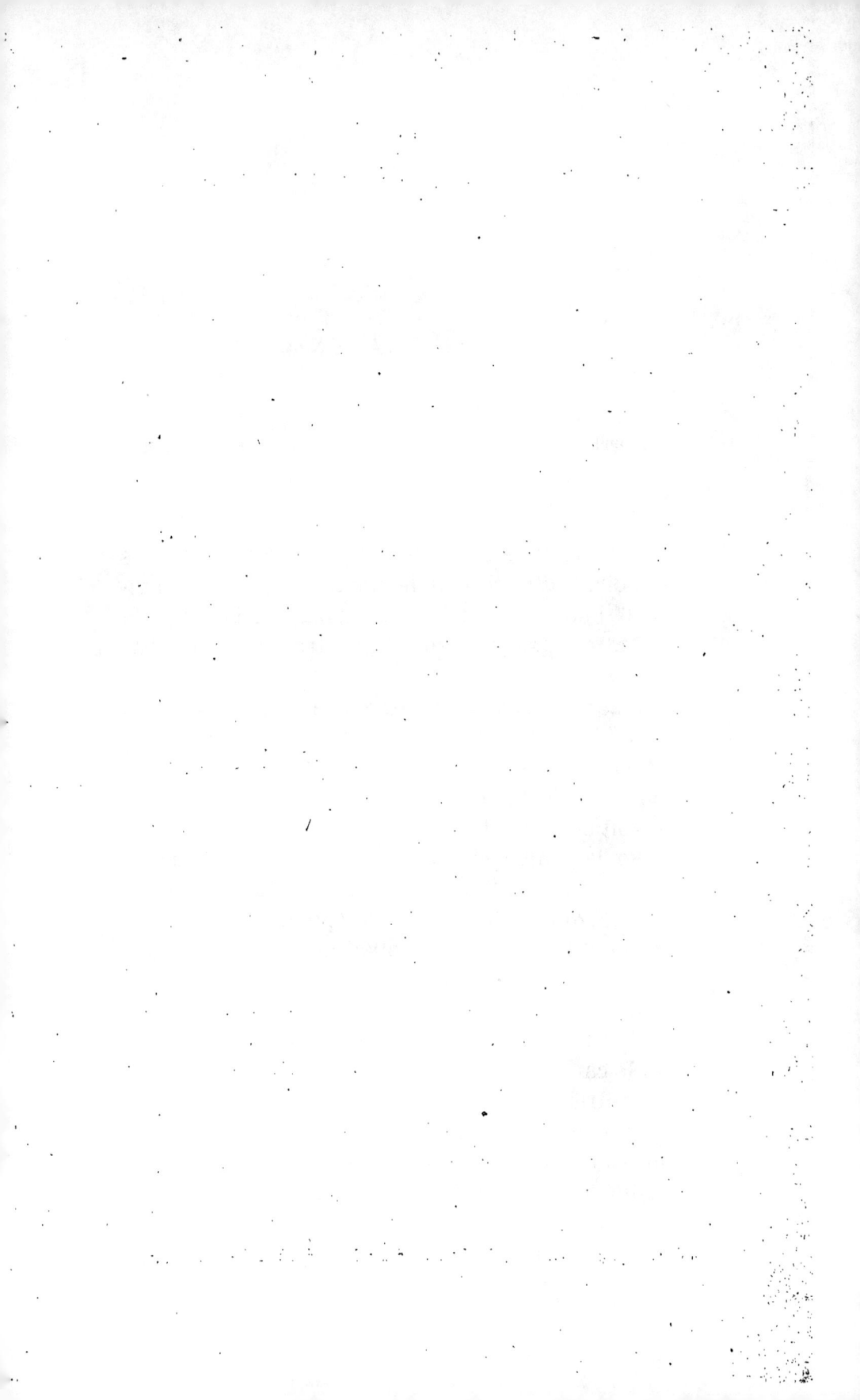

OBSERVATION

Hémorrhagie cérébrale — Hémichorée — Sueur partielle.

On apporte le 27 mars 1884, vers quatre heures du soir, à l'Hôtel-Dieu, le nommé D..., âgé d'environ 60 ans, sur lequel il est impossible d'obtenir le moindre renseignement. On l'a trouvé frappé d'apoplexie.

Le 28 mars, à la visite du matin, voici l'état dans lequel je le trouve :

Le malade a complètement perdu connaissance ; son regard est fixe, sans expression ; il n'entend, ne voit et ne veut rien. La respiration est stertoreuse, le pouls plein et rapide ; il existe de l'incontinence d'urine. Il est impossible de lui faire avaler quoi que ce soit. A peine répond-il par un grognement léger aux interpellations les plus bruyantes.

M. Mazel, notre très distingué interne, avait la veille examiné le malade avec le soin et le talent qui le caractérisent et il me donna des renseignements très circonstanciés. Je relève, dans les notes qu'il a bien voulu rédiger, les symptômes suivants : La veille, c'est-à-dire le 27, on note une sensibilité assez nette du côté gauche et moins complète du côté droit. Le bras gauche se porte vers le point que l'on irrite, dans le sens de la flexion. Le bras droit s'agite sans se déplacer. *Quand on pince un point du côté droit, la main gauche se porte et s'arrête quelques instants sur le point symétrique de son côté.* Rhythme du cœur normal. On prescrit des sinapismes, un lavement purgatif et une potion excitante.

28 mars. — Température prise dans l'aisselle droite, 38°2, dans l'aisselle gauche 38° — 48 respirations par minute ; 120 pulsations. Perte absolue de connaissance. Sensibilité moins émoussée à gauche qu'à droite. Les excitations portées sur la tête et la poitrine provoquent des convulsions épileptiformes du bras gauche. Le malade reste complètement immobile dans le décubitus dorsal. Les yeux sont fermés ; du côté droit, le malade *fume la pipe.* Le bras droit est paralysé et légèrement contracturé — Contracture et paralysie du membre inférieur droit.

A gauche, le bras est contracturé dans le sens de la flexion et agité par un *mouvement choréiforme incessant.* Le membre inférieur gauche est moins contracturé qu'à droite et il répond un peu aux excitations douloureuses. Epilepsie spinale très nette dans les membres gauches. Ces mouvements réflexes sont provoqués par l'excitation de la plante du pied ou par une propulsion énergique imprimée à ce même pied. A droite le membre inférieur seul donne quelques signes de sensibilité sous l'influence de la douleur provoquée.

Urine abondante sans sucre ni albumine. Sécrétion bronchique abondante. Ecume spumeuse à la bouche. *Sueur profuse, avec gouttelettes volumineuses sur la partie antérieure et supérieure du thorax.* Hypersécrétion considérable de larmes à droite.

Pas d'escharres fessières.

Pupilles rétrécies : la gauche immobile, la droite présentant des alternatives de dilatation et de rétrécissement. Olfaction et sensibilité de la pituitaire conservées. Pas de vomissements. Constipation opiniâtre.

Des hoquets réguliers surviennent par accès.

La sueur localisée, mentionnée plus haut, est aussi intermittente. Le ventre est fortement rétracté en bateau. Le soir la température axillaire, aussi bien à droite qu'à gauche, est de 38°,2.

Prescription : vessie de glace sur la tête ; vésicatoires aux mollets ; calomel à dose fractionnée.

Samedi 29 mars. — Température du creux axillaire droit, 39°7. Température à gauche 39°5. Pulsations 140. Respiration 48. Les paupières quoique baissées battent lentement. Nystagmus lent. A la face, la paralysie a fait des progrès. Faciès cadavérique. La sensibilité cutanée a fortement diminué. L'hémiplégie droite est flasque ; la contracture a disparu dans le bras ; elle subsiste, mais amoindrie, dans le membre inférieur du même côté. A gauche, l'hémichorée a presque disparu ainsi que l'épilepsie spinale. Le ventre, toujours rétracté en bateau, est douloureux quand on le comprime fortement ; le malade s'agite alors et pousse un grognement sourd ; la respiration atteint 60 inspirations par minute.

Le soir, température de 39°8. Mort à 11 heures du soir.

En face des symptômes présentés par ce malade, j'hésitai entre deux diagnostics : l'hémorrhagie méningée et l'hémorrhagie cérébrale en foyer.

Malgré la diffusion apparente des symptômes, malgré les contractures et les mouvements convulsifs, je ne m'arrêtai pas longtemps à l'idée d'une hémorrhagie sous-arachnoïdienne. L'hémiplégie est en effet exceptionnelle dans cette dernière maladie. Il est vrai, d'un autre côté, que les phénomènes paralytiques existant à droite et à gauche devaient faire renoncer à l'idée d'une lésion unilatérale. Le ramollissement apoplectiforme ne pouvait être mis en cause, car il fallait supposer une double embolie dans les deux sylviennes. Le cœur, d'ailleurs, était sain. Pour toutes ces raisons, je crus plus rationnel d'admettre une hémorrhagie ayant envahi des régions symétriques dans les deux hémisphères, par exemple, une inondation sanguine des deux ventricules latéraux. C'est l'opinion que j'émis devant mes auditeurs et que nous pûmes en effet vérifier à l'autopsie, comme nous le verrons tout à l'heure.

Mais, dans cette observation, deux phénomènes m'ont paru dignes d'attention, c'est, d'un côté, l'hémichorée gauche, de l'autre, la sueur localisée.

Voyons d'abord le résultat de l'autopsie. Les méninges, à part une vascularisation très marquée, étaient normales. Il n'existait pas de traces d'hématome. Après dissection de ces membranes, qui en aucun point n'étaient adhérentes, nous ne constatâmes, M. Mazel et moi, acune lésion à la surface des circonvolutions. Le cerveau, lourd, congestionné, présentait une consistance anormale, rappelant celle de la pâte de guimauve. Il n'existait, en somme, aucune des altérations qui caractérisent la paralysie progressive générale.

Après avoir découpé délicatement en tranches minces l'hémisphère droit, je tombai sur le ventricule latéral qui était littéralement inondé par du sang noir et coagulé en partie comme dans le ventricule droit du cœur. Le corps strié était dilacéré et réduit en bouillie. Après l'action d'un filet d'eau, ce ganglion nous apparut comme réduit en bouillie dans sa moitié antérieure. La couche optique paraissait saine. La partie antérieure de la capsule interne de ce côté était dilacérée en partie. Du sang liquide est collecté dans la partie déclive et postérieure du ventricule. Le septum lucidum avait été forcé. Du côté droit, le ventricule latéral est pareillement inondé de sang noir diffluent, mais les corps opto-striés paraissent intacts. *Cervelet, protubérance et bulbe intacts.* Le diagnostic se trouvait ainsi réalisé de point en point.

Comment expliquer maintenant l'hémichorée gauche et la sueur thoracique dont j'ai parlé tout à l'heure ?

L'hémichorée, symptôme rare des lésions loca-lisées du cerveau, a été signalée d'abord en 1875 par Weir Mitchell et sérieusement étudiée en France par MM. Charcot et Raymond. Elle est sou-vent *post-paralytique* et apparaît quelquefois six mois après l'hémorrhagie, alors que la contrac-ture disparaît et que l'hémiplégie tend à guérir. Comme dans le cas que j'étudie, le malade est dans son lit, ne voulant ou ne pouvant faire aucun mouvement ; sa main ne peut rester tranquille, elle est agitée par des secousses incessantes. Le bras, l'avant-bras sont agités. La jambe peut l'être aussi assez souvent. Ces mouvements sont irré-guliers ; ils ne sont pas rhythmiques et oscillatoi-res, ce qui les distingue du tremblement (Grasset).

D'autres fois, l'émichorée est *præ-paralytique.* Bientôt après le choc apoplectique, les mouvements se déclarent avec les caractères indiqués ci-des-sus ; seulement, en général, ils sont moins éten-dus et ne durent que quelques jours. Si le malade ne meurt pas, les mouvements disparaissent et sont remplacés par l'hémiplégie.

L'hémichorée a certains rapports avec la maladie

décrite par Hammond sous le nom d'*athétose* ; mais je n'ai pas à insister sur ce point.

Si, par extraordinaire, notre malade avait guéri, l'hémichorée gauche se serait probablement dissipée pour faire place à une hémiplégie complète.

Comment ne pas être frappé maintenant par cette circonstance mise en relief par l'autopsie, à savoir que la lésion de l'hémisphère gauche, la moins profonde, secondaire incontestablement, avait donné lieu à une hémiplégie droite complète, absolue, tandis que la lésion du corps strié dont la plus grave avait donné lieu seulement à une hémiplégie gauche incomplète avec hémichorée et trépidation épileptoïde ? C'est, je crois, un problème difficile à résoudre et qui paraît donner un peu raison au scepticisme de M. Brown Séquard au point de vue des localisations cérébrales.

Un mot maintenant sur la sueur localisée du thorax.

On trouve dans le mémoire de Gubler (*Gazette hebdomadaire*), sur l'hémiplégie alterne et dans la thèse de M. Chevalier (thèse, Paris, 1876), d'intéressantes observations sur l'état de la sécrétion sudorale dans certaines formes d'hémiplégie. M. Chevalier rapporte un cas d'hémiplégie avec sueurs très abondantes limitées au côté paralysé.

On a même voulu en faire un caractère pathognomonique d'une classe spéciale d'hémiplégies qui a reçu le nom d'*hémiplégie sudorale*. M. Bouveret, dans sa thèse d'agrégation (*Des sueurs morbides*, 1880), rapporte des cas très intéressants de cette complication. Il admet, dans les centres nerveux, des centres sudoraux. On sait depuis longtemps, d'ailleurs, que les troubles de la sécrétion sudorale ne sont pas rares dans l'hystérie.

Je ne veux pas entrer ici dans une étude com-

plète de ce trouble morbide, mais je tiens à faire remarquer que chez le malade qui fait le sujet de
cette observation, l'hypersécrétion sudorale était
limitée, dans un espace assez restreint, à la partie
supérieure du thorax et la maladie avait produit
dans ce cas ce qu'aurait pu faire une injection de
pilocarpine dans cette région.

En résumé, cette observation présentait des particularités remarquables et c'est surtout ce que je
désirais mettre en relief. Je n'avais pas d'autre
prétention.

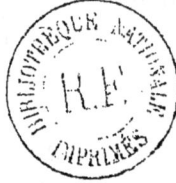

PUBLICATIONS DU DOCTEUR ANDRÉ

Contribution à l'étude de la contre-fluxion dans la Phthisie pulmonaire (1878).

Recherches cliniques et anatomo-pathologiques sur l'ascite (1884).

TOULOUSE. IMP. VIALELLE ET Cᵒ, RUE TRIPIÈRE, 9

www.ingramcontent.com/pod-product-compliance
Lightning Source LLC
Chambersburg PA
CBHW060503210326
41520CB00015B/4084